MÉMOIRE

SUR

LE TRAITEMENT CURATIF

DU

CHOLÉRA ÉPIDÉMIQUE.

MONTPELLIER, Imprimerie de Jean MARTEL le jeune,
rue Trésorier-de-la-Bourse.

MÉMOIRE

SUR

LE TRAITEMENT CURATIF

DU

CHOLÉRA ÉPIDÉMIQUE;

ÉCRIT EN ESPAGNOL ET PUBLIÉ A BARCELONE EN 1834,

PAR

M. Jean PARKIN,

Chirurgien, Membre du Collége royal de Chirurgie de Londres,
et au service de l'honorable Compagnie des Indes-Orientales.

TRADUIT EN FRANÇAIS

PAR

M.ᴸ F.ˣ DUNAL,

Docteur-Médecin, Doyen de la Faculté des Sciences.

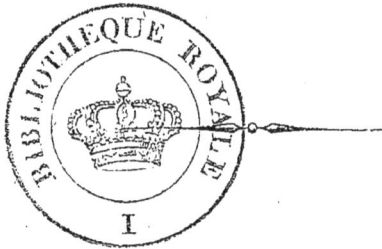

Montpellier.

L. CASTEL, Libraire, Grand'rue, N° 29.

Paris.

DEVILLE-CAVELLIN, Libraire, rue de l'École
de Médecine, N° 10.

1835.

PRÉFACE DU TRADUCTEUR.

Lorsqu'un fléau destructeur semble avoir pris domicile dans notre Europe, sans que les médecins aient encore pu s'accorder sur sa nature et sur le mode de traitement qu'il convient de lui opposer, c'est un devoir pour chacun d'eux de propager les connaissances qui peuvent éclairer ce point important de doctrine et de pratique. Pour remplir ce devoir, je publie aujourd'hui la traduction du petit ouvrage de M. Parkin, de Londres, qui a paru, l'an dernier, à Barcelone.

Aussi recommandable par la théorie ingénieuse qui y est développée, que par la méthode curative qu'on y trouve indiquée, il est de nature à intéresser tous les médecins. Ce n'est pas un nouvel agent thérapeutique que M. Parkin fait connaître ; le traitement qu'il recommande est un emploi judicieux de moyens connus de tous les praticiens. Aussi, quoique les explications de détail que donne M. Parkin, du mode d'action des médicamens qu'il emploie, ne soient peut-être pas toujours heureuses, les médecins-praticiens auront de la confiance dans sa méthode, même avant de l'avoir mise en.

pratique, parce que les effets des remèdes qu'il indique sont analogues à ceux qu'ils ont eu occasion d'observer en traitant d'autres maladies. L'expérience a déjà démontré, d'ailleurs, en Angleterre comme en Espagne, l'efficacité de la méthode de M. Parkin, dans le choléra épidémique (1).

Praticien aussi philanthrope qu'habile, M. Parkin, convaincu de l'excellence de sa méthode curative par l'heureux emploi qu'il en avait fait dans les épidémies cholériques de Londres, s'est empressé de se rendre à Barcelone, dès qu'il a su que le choléra y exerçait ses funestes ravages. Il est arrivé dans cette ville au moment où l'épidémie était à son plus haut degré (2). Il a communiqué franchement ses idées, qui ont été adoptées et mises en pratique avec succès par plusieurs médecins très-distingués, du nombre

---

(1) Le choléra, m'écrit le docteur Campdéra, de Lloret de Mar (Catalogne), peut être traité et guéri par des méthodes différentes, mais je crois préférable celle de Parkin, comme plus simple, moins dispendieuse et jamais dangereuse; ses suites ne sont pas à craindre comme celles de la méthode anti-phlogistique; enfin, elle offre le plus de chances de succès sans avoir aucun inconvénient.

(2) La population de Barcelone est d'environ 140,000 âmes, dont la moitié environ avait émigré. Sur les 70,000 restans, il est mort 4,000 personnes. Le nombre

desquels était M. Sauch, médecin de l'Hôpital-général et secrétaire de l'Académie royale de médecine et de chirurgie de Barcelone. L'épidémie ne tarda pas à se manifester à Mataro; M. Parkin s'y rendit, et sa méthode y fut employée avec un succès surprenant (1). Je tiens ces détails, sur l'exactitude desquels on peut compter, de M. le docteur Campdéra, élève de l'École de Montpellier, qui se livre avec succès depuis vingt ans, en Catalogne, à la pratique de son art.

---

des victimes, à l'époque où la maladie a fait plus de ravages, est indiqué dans le tableau suivant :

JOURS.	HOMMES.	FEMMES.	ENFANS.	TOTAL.
16 octobre 1834.	42.	77.	26.	145.
17 — —	38.	78.	30.	146.
18 — —	53.	99.	21.	173.
19 — —	64.	144.	49.	257.
20 — —	44.	101,	51.	196.
21 — —	36.	82.	31.	149.
22 — —	23.	79.	48.	150.
23 — —	28.	38.	42.	108.
24 — —	24.	66.	40.	130.
25 — —	29.	50.	32.	111.
26 — —	24.	31.	23.	78.
27 — —	24.	36.	26.	86.
28 — —	20.	29.	15.	64.
29 — —	18.	30.	17.	65.
	467.	940.	451.	1858.

(1) Il est vrai de dire que l'épidémie de Mataro a été bénigne.

Faisons des vœux pour que le fléau dont nous parlons n'exerce jamais parmi nous ses funestes ravages; mais, si ce malheur arrivait, que la méthode de Parkin, mise en pratique par les habiles praticiens de nos contrées, ait tout le succès qu'elle semble promettre, et je m'estimerai heureux d'avoir contribué à la propager.

Une chose reconnue aujourd'hui de tous les médecins et qu'on ne saurait trop répéter, c'est que le choléra est toujours une maladie bénigne, pourvu qu'au premier symptôme qu'on éprouve, on s'abstienne de tout aliment, et qu'on se mette au lit pour tâcher d'exciter la transpiration, au moyen de boissons aromatiques chaudes, et de quelques frictions. Ceux qui meurent subitement du choléra, qu'on a pour cette raison nommé foudroyant, ont toujours eu auparavant quelque incommodité, comme de la diarrhée, des douleurs d'estomacs, etc., etc., dont ils n'ont pas tenu compte.

L'obligation que je me suis imposée de suivre pas à pas le texte original, et le désir que j'ai eu de ne pas retarder la publication de cette traduction, ne m'ont pas permis d'en soigner le style comme je l'aurais désiré. On voudra bien m'excuser, si, comme je l'espère, j'ai réussi à rendre les idées de l'auteur avec exactitude et une suffisante clarté.

MÉMOIRE

LE TRAITEMENT CURATIF

DU

CHOLÉRA ÉPIDÉMIQUE.

DIVISION.

Le choléra asiatique est déjà trop connu des
médecins, pour qu'il soit nécessaire d'entrer ici
dans de longs développemens sur les symptômes
qui le caractérisent. Nous ferons seulement
mention de ceux qu'il est indispensable de connaître, pour comprendre les observations contenues dans ce mémoire.

En conséquence, nous nous bornerons à dire
qu'on peut reconnaître dans le choléra épidémique deux formes distinctes et différentes.
Une légère, appelée du nom de *cholérine ;*
l'autre grave, qu'on peut nommer *choléra pro-
prement dit,* ou *choléra asphyxique.* Nous
traiterons seulement de cette dernière. La diarrhée, qui précède si ordinairement les autres
périodes de la maladie, et par laquelle com-

mence presque toujours le choléra , constitue pour moi la première période du mal. Je place aussi dans la même division l'affection particulière de l'estomac , caractérisée par le malaise, les défaillances, les éblouissemens , les nausées et les vomissemens de matières contenues dans l'estomac , symptômes qui quelquefois précèdent la diarrhée déjà mentionnée, mais qui la suivent plus fréquemment, et servent ainsi d'introducteurs à la période suivante de la maladie.

Le caractère de la seconde période consiste dans des vomissemens d'un fluide semblable à l'eau de riz ou au petit-lait, et dans des évacuations alvines du même caractère. Les crampes peuvent se présenter à la même époque , quoiqu'on ne les observe pas alors constamment ; mais, dans cette période, il n'y a jamais ou presque jamais d'altération du pouls.

L'état algide ou de collapsus constitue pour moi la troisième période de la maladie.

CAUSES.

Elles se divisent généralement en éloignées et prochaines. Comme je ne suis pas dans l'intention de m'occuper des premières, je me bornerai à considérer la cause prochaine ou immédiate du choléra épidémique.

Si nous observons les symptômes de cette maladie, et que nous les comparions avec ceux qui sont produits par d'autres causes connues, nous serons porté à admettre qu'elle dépend de l'action d'un poison sur le corps humain. En effet, la classe entière des poisons nommés septiques, occasionne des effets tellement semblables aux principaux symptômes de cette maladie, qu'il est facile de s'y méprendre aux personnes étrangères à l'art de guérir, et c'est ce qui a donné lieu à de terribles scènes dans certaines parties de l'Asie et du continent Européen. Ainsi, le peuple ignorant des îles Philippines, soupçonnant les Européens et les Chinois d'avoir des moyens secrets d'empoisonnement, se détermina à les sacrifier à leur fureur, en comprenant le célèbre naturaliste Godfrey dans le nombre de ses victimes ; de semblables scènes se sont reproduites dans l'Europe civilisée. On sait que, en Hongrie, le peuple suspecta les médecins, comme, à Paris, il soupçonna les agens du gouvernement. Les premiers furent victimes de la crédulité de leurs accusateurs. Ces déplorables excès proviennent presque toujours de ce qu'il se présente dans le choléra des symptômes semblables à ceux que causent certains poisons introduits dans l'appareil digestif.

Il est indubitable que la cause immédiate du choléra est un poison qui agit sur notre ma-

chine. Les symptômes le prouvent, et ce qu'indiquent ces symptômes est confirmé par l'ana-
tomie pathologique : c'est du moins l'unique
conséquence qu'on peut tirer de ces deux choses. L'analogie nous force aussi à admettre que
quelque substance étrangère et septique qui a
envahi le corps humain, a produit les effets que
nous observons dans le choléra : soit que le
poison entre dans le corps avec l'air que nous
respirons, et passe au sang par absorption, soit
qu'il s'introduise par d'autres voies plus directes, ce qu'on ignore encore ; ce qu'il y a de certain, c'est qu'il produit des effets bien connus.
Ce poison, introduit dans l'organisme humain,
a deux effets distincts comme les narcotiques
âcres, un effet irritant, un autre sédatif.

Son effet irritant paraît se borner à la membrane muqueuse du tube intestinal, comme le
prouvent les symptômes pendant la vie et les lé-
sions pathologiques après la mort. Dans Paris,
où le poison, par quelque cause inconnue, a
manifesté ses effets avec une violence et un
pouvoir extraordinaires, on a fréquemment observé l'inflammation de l'estomac et des intestins comme conséquences du choléra, et on a
trouvé dans les cadavres de ceux qui ont suc-
combé, les altérations connues qui indiquent
l'état inflammatoire des mêmes organes. Mais le
principal effet du poison cholérique est sédatif,

surtout sur la portion du système nerveux qui a reçu le nom de nerf sympathique. Ce nerf donne de nombreux filamens aux organes de la digestion et de l'assimilation, au cœur, aux artères, aux veines du corps humain, et aux glandes et organes sécrétoires. Il préside de cette manière aux diverses fonctions qu'exécutent ces parties, fonctions que l'on nomme vitales ; et l'on peut considérer le nerf grand sympathique, comme le siége de la vie organique.

Il est bien connu que ce nerf jouit d'une sensibilité plus exquise que les nerfs cérébraux ; ce qui explique la douleur particulière et caractéristique produite par les affections de certains viscères, comme, par exemple, l'inflammation de l'estomac et des reins. Dans ces cas, le vomissement est presque constant ; le malade éprouve de l'oppression dans la région du cœur ; la chaleur animale cesse ; la peau se couvre d'une sueur froide et visqueuse, et la respiration est lente et laborieuse. Les mêmes symptômes se présentent à la suite de coups ou de contusions dans la région épigastrique, où est situé le ganglion semi-lunaire, un des principaux du grand sympathique. Quoique le coup donné dans cette partie ne soit pas très-violent, pourvu que l'individu qui le reçoit soit pris à l'improviste, de manière à ce que les muscles abdominaux ne puissent l'amortir, ce coup causera

instantanément la mort à l'homme le plus robuste. Le ganglion dont nous venons de parler ,
est le centre de ce système ; les sensations qu'on
attribue au cœur se rapportent à la région qu'il
occupe. Nous y éprouvons beaucoup de sensations agréables ; il nous semble que la tristesse y
réside aussi : c'est là encore qu'on éprouve d'autres
sensations, comme si ce point était comprimé, et
une espèce de défaillance, comme si on allait perdre la vie. Les filamens du grand sympathique se
réunissent et forment des troncs qui se terminent dans un de leurs nombreux ganglions, logés
autour de la portion antérieure et latérale de la
colonne vertébrale , depuis la partie cervicale
jusqu'au sacrum. Ces sortes de nerfs se trouvent dans tous les animaux , depuis les plus éle-
vés jusqu'aux plus bas placés dans l'échelle
des êtres , ou du moins , depuis l'homme jusqu'aux animaux radiés , et un grand nombre
n'en possèdent point d'autres. On peut aussi les
observer dans l'embryon , avant qu'il présente
des traces de cerveau ou de moelle-épinière. En
conséquence , il doit former un système indé-
pendant et distinct de celui qui préside aux
fonctions intellectuelles et locomotrices. Dans
les animaux et même dans l'homme , certaines
observations et expériences prouvent qu'il peut
exercer son action, pendant quelque temps ,
alors même que le cerveau est détruit ou quand

il n'en existe point, comme dans les anencéphales. La raison de cela est, sans doute, que la nature a voulu que les fonctions indispensables au maintien et à la plénitude de la vie organique fussent hors de l'influence de la volonté; faculté si mobile que la vie eût couru de grands périls, s'il eût été en notre pouvoir d'empêcher ou de suspendre l'exercice de ces fonctions indispensables à la vie (*Copeland*).

Malgré l'indépendance qui existe entre les deux systèmes nerveux, ils sont unis entre eux par les liens nommés sympathies, qui sont d'autant plus grands que nous nous élevons davantage dans l'échelle animale. Les divers rameaux de l'un ou de l'autre système sont unis, de telle sorte que l'impression reçue par une classe de nerfs se communique à l'autre avec plus ou moins d'étendue; à cause de cela, les fonctions du grand sympathique sont excitées ou débilitées par diverses passions de l'âme, comme la joie, la tristesse, la peur, etc.

Si, par une cause quelconque, la vitalité de ce système est détruite, le sang ne peut plus circuler, ni dans les artères, ni dans les veines; les sécrétions diminuent plus ou moins; il ne s'engendre plus de chaleur animale; la respiration cesse, et la vie avec elle.

Dans le choléra épidémique, dit M. Bell, dès le principe toutes les sécrétions cessent. En

effet, les matières rendues par le vomissement
et par les selles ne contiennent ni suc pancréa-
tique, ni bile, ni mucus, ni autres matières
excrémentitielles. Les reins cessent de sécréter
l'urine, la salive n'humecte plus la bouche, les
larmes n'arrivent plus aux yeux. L'acide carbonique qui se dégage des poumons n'est pas en
quantité correspondante à l'air absorbé, et il
ne se produit point de chaleur animale. C'est
conséquemment une maladie qui consiste dans
la suspension des fonctions involontaires, des
fonctions auxquelles préside le grand sympathique.

Excepté les vertiges qui peuvent s'expliquer
par la sympathie du cerveau avec l'estomac,
le cerveau n'est affecté dans aucune période de
la maladie. Les facultés intellectuelles persis-
tent, en effet, libres et intactes pendant toute
la vie. Nous voyons ici l'anomalie singulière
d'une suspension totale des fonctions vitales,
pendant que les fonctions cérébrales sont par-
faitement libres et s'exécutent comme dans l'état
de santé. Cet état dure généralement plusieurs
heures après la cessation complète du pouls
dans l'artère radiale, et peut s'étendre à plusieurs jours.

Le docteur Kellet rapporte un cas dans lequel le pouls manqua trois heures après l'invasion de la maladie, et le malade vécut ainsi,

depuis le 3 octobre, à quatre heures du soir, jusqu'au 6 à deux heures (Madras, *Report.* , page 29).

Les fonctions locomotrices jouissent de la même liberté, de telle manière que quelques malades ont pu marcher et aller à des distances considérables, quoique privés de circulation ; ils sont sortis du lit et y sont retournés, peu de minutes avant de mourir. Le phénomène incompréhensible au premier aperçu de l'éjection d'une grande quantité de matières semblables à de l'eau de riz par haut et par bas, quand toutes les sécrétions sont diminuées, s'explique facilement et sans embarras par les altérations pathologiques observées après la mort, et par l'analyse des fluides évacués. Le système veineux se rencontre, en effet, plein d'un sang noir, épais et visqueux, plus dense et plus consistant que dans l'état naturel. Il est résulté de l'analyse de ce sang, comme on aurait pu le présumer *à priori,* qu'il est privé de sérum ou de sa partie aqueuse, puisqu'on ne trouve presque plus dans la veine que le cruor ou la partie épaisse du sang. Le fluide qui s'évacue du tube digestif en si grande quantité, a été analysé par plusieurs chimistes, qui l'ont trouvé composé des mêmes élémens que le sérum du sang, avec une grande proportion des sels que le sérum renferme ordinairement. Ainsi comme d'un

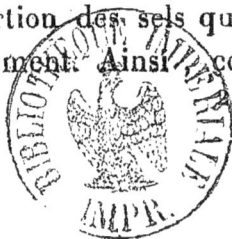

côté, nous rencontrons, après la mort, le système veineux plein de sang qui ne contient
que peu de sérum ou qui n'en contient point,
et, comme de l'autre, nous observons que le
fluide évacué est principalement formé de sérum, nous ne pouvons pas douter que les évacuations qui ont lieu dans le choléra, ne dépendent de l'évacuation de la partie séreuse du sang
qui s'échappe des vaisseaux circulatoires du tube
digestif.

La veine-porte n'ayant point de valvules,
dit M. Bell, l'embarras se manifeste avec plus
de facilité, et le mouvement rétrograde du
sang remplit les capillaires, lesquels ne peuvent
lâcher que la partie la plus ténue du sang. Malgré ces immenses pertes de sérum, et quoique
le sang s'épaississe tant qu'il paraît ne pouvoir
plus passer par les différens vaisseaux, nous ne
pouvons cependant attribuer la mort du malade
à cette unique circonstance, puisqu'elle n'est
elle-même qu'un résultat de la première cause
qui a détruit l'énergie nerveuse du grand sympathique, et puisque cette dernière seule est
capable de produire la mort, quoique les évacuations par les vomissemens et par les selles
manquent, et avant qu'aucune quantité de
sérum soit séparée du sang. Ainsi, on a observé
plusieurs fois et particulièrement dans l'Inde,
qu'un malade, après avoir fait un ou deux

efforts pour vomir, est expiré instantanément
sans présenter aucune évacuation. Nous ne pouvons pas davantage supposer que le manque de
circulation soit la cause unique de l'immense
perte qu'éprouve la partie séreuse du sang.
Dans la syncope et dans les autres affections des
fonctions vitales, l'action du cœur est suspendue
en tout ou en partie, sans qu'on observe pour
cela les suites qui distinguent le choléra des autres maladies (Bengal, *Report.*). Indépendam-
ment de ces raisons d'analogie, nous avons des
preuves de ce que notre machine reçoit quelque impression morbifique, avant que la circulation soit affectée, comme l'ont observé très-
exactement les premiers qui ont écrit sur la
maladie dans l'Inde.

Presque toujours l'estomac est l'organe principalement affecté : le malade se plaint de
constriction et de douleur à l'épigastre. Le mé-
téorisme se présente; apparaissent ensuite les
nausées, et enfin les vomissemens et les évacuations alvines; toutes choses qui précèdent la
petitesse du pouls et le refroidissement des extrémités, ainsi que les symptômes spasmodiques.

Après avoir observé que les symptômes du
choléra peuvent s'expliquer par l'hypothèse d'une
substance étrangère et nuisible introduite dans
le corps humain; après avoir démontré aussi
que les fonctions auxquelles préside le nerf

grand sympathique, sont plus ou moins dérangées ou complétement suspendues, nous pouvons tirer de là les conséquences suivantes : Premièrement, que le premier indice que nous avons de l'introduction du poison dans le corps humain, est l'impression qu'il produit sur la membrane muqueuse du tube intestinal, et que c'est dans cette partie où s'exerce son action principale et son action délétère. Secondement, que la sortie de la partie séreuse du sang et l'évacuation de ce fluide par le tube digestif, sont le résultat de la perte de ton où de contractilité des bouches exhalantes dont les orifices se terminent dans la membrane muqueuse du tube intestinal ; effet causé par l'action du poison même sur les filamens nerveux du grand sympathique qui se distribuent dans ces vaisseaux dont ils règlent les fonctions, et enfin, que la mort du malade est produite par l'effet directement sédatif de cette substance sur le système complet du grand sympathique, dont la vitalité s'annihile ou s'éteint, et avec elle la vie de l'individu.

PRONOSTIC.

La violence du mal, sa durée, mais surtout l'état algide ou de collapsus, sont les principales circonstances que le médecin doit avoir présentes à l'esprit pour former le pronostic. Le danger n'est pas toujours en rapport avec l'intensité des symptômes qui signalent la première ou la seconde période de la maladie. Ainsi, quelquefois, quoique les symptômes des crampes, des vomissemens et de la diarrhée soient très-considérables pour la violence, le danger n'en est pas plus grand, tandis que, dans d'autres occasions où ces symptômes sont beaucoup moins intenses, la maladie se termine malheureusement, les malades passant dans un instant à l'état de collapsus. On pourrait expliquer ces anomalies en disant que, dans le premier cas, la nature a expulsé du corps la matière morbide, et a de cette manière rendu plus efficaces les remèdes employés dans la suite, tandis que, dans le dernier, cet effort ou cette réaction a manqué.

Les cas le plus promptement et le plus sûrement mortels sont, en effet, ceux dans lesquels il n'existe ni vomissemens, ni évacuations alvines, et lorsque la circulation cesse après de légères nausées. Dans d'autres cas, nommés par M. Ruère de Boismont, choléra fulminant, on voit tomber le malade, qui meurt immédiatement comme frappé de la foudre. Lors même que le choléra ne présente pas une aussi grande intensité, c'est toujours un symptôme fatal que l'apparition du collapsus, après de légers vomissemens ou de la diarrhée, parce qu'il montre

que la nature ne peut opérer de réaction salutaire. Dans l'état algide, le péril dépend, à
égalité de circonstance, de l'intensité des symptômes. Dans d'autres circonstances, le degré du
collapsus ne doit se considérer que d'après le
temps de sa durée, ou la période dans laquelle
il est survenu. Ainsi, quand le collapsus se présente tout d'un coup, on l'attaque plus facilement avec des remèdes, que lorsqu'il survient
peu à peu sans appeler l'attention des assistans.
On peut pronostiquer que la maladie aura
une terminaison favorable, quand on voit une
diminution graduelle des symptômes qui la caractérisent; car, cet état de choses continue,
jusqu'à ce que peu à peu la machine revienne à
l'état qui constitue la santé. Dans la première
période, le symptôme le plus favorable est la
diminution ou bien la cessation complète des
vomissemens et des selles, et la disparition des
crampes. Dans l'état de collapsus, outre la diminution ou la cessation des symptômes ci-
dessus, quand ils existent encore, l'élévation du
pouls est le meilleur et le premier symptôme
d'amélioration qu'on observe; viennent ensuite
le retour de la chaleur à la superficie du corps,
la diminution graduelle de la sueur froide et
visqueuse; et la disparition des rugosités de
la peau et de son aspect de parchemin. La couleur bleue du corps et le gonflement des veines

disparaissent ensuite graduellement, et le malade, enfin, présente de nouveau la physionomie
qu'il a dans l'état de santé. Le meilleur signe de
l'action physiologique des fonctions qui étaient
si fort altérées, est la présence de matières so-
lides dans les intestins, les évacuations bilieuses,
et la réapparition de l'urine.

Il est un symptôme qui peut tromper l'obser-
vateur peu praticien, et lui faire espérer une
terminaison heureuse dans des cas où elle n'a
pas lieu. Ce symptôme consiste dans le retour
de la chaleur à la superficie du corps, peu de
temps avant la mort. Mais, dans ce cas, nous
trouverons que la réaction n'est que partielle,
car la tête et le tronc seuls reprennent leur
chaleur naturelle, pendant que les extrémités
restent glacées.

MÉTHODE CURATIVE.

Ayant réussi à prouver que la maladie con-
nue sous le nom de choléra épidémique, choléra asphyxique, ou choléra bleu, est produite
par l'introduction d'une substance vénéneuse
dans le corps humain, la méthode curative paraît être celle qu'on emploie quand un individu
a avalé un poison connu; et comme celui qui
produit le choléra exerce principalement, si ce
n'est entièrement, son action dans l'estomac ou

le canal intestinal, au moins dans la première
période de la maladie , nous devons suivre la
même méthode que lorsqu'on a ingéré dans
l'estomac quelque substance préjudiciables à
la santé ou à la vie de l'homme. Dans ce dernier
cas , le praticien doit avoir deux choses en vue
pour obtenir la guérison : l'une consiste à rendre inerte ou à chasser hors du corps la substance vénéneuse , et l'autre , à réparer les effets
que peut avoir occasioné la présence du poison
dans l'estomac.

Quoique la toxicologie ne soit encore , pour
ainsi dire, que dans son enfance, on peut cependant neutraliser et rendre inertes dans l'estomac
un grand nombre de substances vénéneuses ,
avec autant de promptitude , de facilité, de
certitude que si elles étaient hors de cet organe.
Le cas le plus commun est la neutralisation d'un
acide avec la magnésie ou une autre espèce
d'alcali ; les remèdes qui produisent ce genre
d'effets , se nomment antidotes. Mais ceux-ci
ne sont pas connus pour beaucoup de substances , et alors l'unique ressource qui nous
reste, est de procurer l'expulsion du poison hors
de notre machine. Voilà pourquoi , lorsqu'il est
contenu dans l'estomac , nous usons d'éméti-
ques , de purgatifs , de délayans, et enfin, de
la pompe stomacale.

La raison et l'analogie nous indiquent que

telle est la marche que nous devons suivre dans
le traitement des personnes qui souffrent des
effets du poison cholérique. Mais, comme la
nature de celui-ci est si subtile, que jusques
à ce jour nous ne sommes pas parvenus à le
découvrir, ni au dehors ni au dedans du corps
humain, nous sommes privés de pouvoir faire
avec lui les expériences directes si décisives dans
d'autres cas. Ainsi, il est impossible de découvrir par l'analyse chimique quelles sont et sa nature et sa composition, et quelles sont les substances qui, en se combinant avec lui, sont
capables ou de le neutraliser ou de détruire sa
violence, ou même d'altérer ses propriétés. Mais,
quoiqu'il soit impossible de faire des expériences directes, il nous reste d'autres preuves sa-
tisfaisantes de l'efficacité d'un antidote, quoiqu'elles ne soient pas aussi certaines que le
résultat des épreuves directes. Comme on ne
peut douter que le poison du choléra ne pé-
nètre de l'extérieur à l'estomac, nous devons
rechercher s'il n'existe aucune substance qui
neutralise ou détruise ce poison, de l'action du-
quel dépendent certains effets particuliers et
spécifiques. Si, en donnant alors une substance déterminée, ces effets disparaissent, nous
pourrons en conclure, après avoir obtenu le
même résultat dans un nombre suffisant de
cas, que le remède dont il sera question est

l'antidote du poison. Cependant, nous ne pourrons tirer cette conséquence, dans le cas où
le poison est contenu dans l'estomac, que lorsqu'il ne se manifestera plus de vomissemens
après l'administration du médicament. Car,
dans le cas contraire, comme l'observe très-
habilement M. Orfila, nous ne pouvons être
certains s'il a agi seulement en expulsant le
poison, ou s'il a eu quelque influence comme
réactif chimique. A l'exception du remède dont
nous traiterons dans la suite, on n'a encore
indiqué aucune substance qui puisse être con-
sidérée comme antidote du poison cholérique,
si ce n'est les diverses combinaisons alcalines.
Plusieurs se sont servis de ces dernières substances pour neutraliser les acides qui peuvent
être contenus dans l'estomac, supposant de nature acide le poison qui produit le choléra ; mais
le résultat de la pratique n'a pas confirmé cette
hypothèse, qui peut se réfuter, en outre, par divers faits. Si nous ne pouvons parvenir à neutraliser le poison, nous devons procurer son expulsion du corps humain, par les moyens les plus
convenables : diverses méthodes de traitement
adoptées tendent à cette fin, et on l'a obtenue
quand on a eu de bons résultats. Les guérisons
qui ont suivi l'usage des mercuriaux, des éméti-
ques et des purgatifs ne peuvent s'expliquer que
de cette manière.

Ayant à décider quelle était celle de ces deux méthodes qu'il était convenable de préférer, quand bien même l'expérience ne nous aurait pas montré le peu d'efficacité de la dernière, le raisonnement nous indiquerait que la première doit être la plus certaine, la plus sûre et la plus régulière, pourvu que l'antidote soit une substance simple et innocente, J'essaierai de prouver dans ce petit nombre de pages, que l'acide carbonique est l'antidote dont il s'agit : la chose étant ainsi, il n'y a aucune substance dans toute la matière médicale qui cause moins de danger au corps humain. Non-seulement elle est une des plus simples et des plus naturelles qu'on puisse employer, mais la nature elle-même en a doté l'économie animale pour des effets particuliers. Comme l'acide carbonique se forme dans les intestins et existe toujours dans les veines de l'homme pour sortir ensuite par les poumons, et comme il se combine avec les substances putrides ou autres qui peuvent être préjudiciables au corps, en leur faisant perdre leur action délétère, il ne paraîtra pas si peu raisonnable ni si étranger à l'art, de supposer que ce gaz neutralise les effets des matières excrémentitielles qui existent toujours en plus ou moins grande quantité dans de semblables circonstances.

Quand on administre l'acide carbonique dans

les cas de choléra, où l'estomac est le seul organe affecté, ses effets sont, selon mon expérience, de diminuer les symptômes presque
immédiatement. Les nausées se dissipent promptement ; les vertiges, les défaillances et la sensation d'ardeur dans l'épigastre disparaissent
après qu'on a pris une ou deux doses de ce
remède. A quoi doit-on attribuer cet effet instantané ? Il ne dépend pas de l'action évacuante
du remède, puisque l'acide carbonique ne produit pas de vomissemens et n'agit pas comme
purgatif. Nous ne pouvons donc tirer de ces faits
que la conclusion suivante : puisque la maladie
est produite évidemment par la présence d'une
substance vénéneuse dans le corps humain,
l'acide carbonique doit exercer une action spécifique sur cette matière vénéneuse du choléra
épidémique. Nous ignorons la nature de celle-ci,
sa composition et ses qualités, l'état dans lequel elle se trouve, si elle est sous forme so-
lide, liquide ou gazeuse, et par conséquent,
nous ne pouvons que conjecturer les change-
mens qu'elle pourra subir, ou toutes les combinaisons qui se formeront quand on la mettra
en contact avec d'autres substances ; mais, si
nous en jugeons par les effets du remède, nous
en conclurons que ce poison est sous forme de
gaz, puisque le charbon et l'acide carbonique
sont des agens chimiques qui se combinent et

neutralisent les produits gazeux des substances putrides, et c'est pour cela qu'on les a appelés anti-septiques. Le charbon jouit de la propriété singulière d'absorber plusieurs volumes égaux au sien de gaz, et de les condenser entre ses pores. On a démontré qu'il se forme de l'eau dans ceux du charbon végétal récemment préparé, par l'absorption et la condensation des substances gazeuses dont elle se compose, et qu'il perd sa qualité absorbante avec le temps. Connaissant cette propriété du charbon, et observant que, quand les individus attaqués du choléra prennent cette substance ou l'acide carbonique, on voit la maladie s'arrêter dans son cours immédiatement ; nous devons en conclure que lorsqu'on administre alors la dernière de ces substances, elle se combine avec la matière vénéneuse qui produit le choléra, et la neutralise ou la détruit.

Mais jamais l'acide carbonique ne produit son action avec plus de certitude, que lorsqu'on l'administre contre la diarrhée qui précède les graves accidens cholériques. Dans le très-grand nombre de cas où on en a fait usage, il a complétement arrêté la diarrhée après un petit nombre de doses répétées à de courts intervalles, et cela doit paraître d'autant plus admirable, qu'en usant de la potion qui est recommandée ci-après, et en se servant d'acide tartarique pour

dégager l'acide carbonique, il se forme une certaine quantité de tartrate de potasse et de soude,
dont l'effet sur l'économie animale est purgatif ;
et quoiqu'il soit vrai de dire que la quantité de
ce sel n'aurait pu suffire pour lâcher le ventre à
des personnes saines, cependant, comme dans
la période de la maladie dont nous parlons, le
moindre excès dans l'usage des fruits ou des végétaux produit la diarrhée, on peut demander
de quoi dépend le résultat contraire. Comme
on ne peut l'expliquer par l'usage du sel neutre,
dont l'effet doit être purgatif, nous devons l'attribuer à l'acide carbonique seulement ; à quoi
l'on peut ajouter que, ayant administré le car-
bone ou la simple solution du charbon dans un
acide, dans cette première période de la maladie, avec les mêmes bons résultats, je ne puis
douter que le charbon ne soit l'agent thérapeutique auquel on doit attribuer les effets obtenus
dans les cas ci-dessus cités. Quoi qu'il en soit,
on ne trouve d'autre moyen pour expliquer ces
résultats, qu'en supposant que l'acide carbonique neutralise le poison, et qu'en détruisant
ainsi la cause, il remédie à l'effet. Cet effet ne
peut pas être attribué à ses qualités astringentes,
car cette substance ne possède pas cette propriété.

La même conséquence, par rapport à la manière d'agir de ce remède, se déduit du fait

suivant. Quelques individus à qui j'avais recommandé ma formule dans le temps de l'invasion
du choléra à Londres , l'ayant prise postérieu-
rement de leur propre mouvement , m'ont manifesté leur surprise de lui voir produire les
effets opposés, c'est-à-dire , la diarrhée.

Dans le principe , j'administrai le charbon végétal en poudre contre la diarrhée , qui constitue le premier degré de la maladie ; mais , lui
ayant substitué l'acide carbonique dans quelques cas d'irritation de l'estomac ; et ayant observé qu'il arrêtait la diarrhée avec autant ou
plus de promptitude que le charbon , je n'ai
presque plus administré dès-lors que ce dernier
remède dans cette période et dans d'autres de la
maladie.

Si nous eussions administré le charbon seul
et non l'acide carbonique , on pourrait attribuer ces effets aux propriétés absorbantes de
cette substance ; car , on en a généralement fait
usage pour remplir cette indication. Mais , il est
certain que personne ne l'a considéré comme
spécifique , non plus que l'acide carbonique.

Le même remède n'est pas moins utile dans
la seconde période de la maladie , caractérisée
par des évacuations semblables à l'eau de riz.
Dans ce cas , l'irritabilité de l'estomac diminue
promptement après l'administration du remède ,
et les vomissemens cessent peu de temps après.

Plus tard aussi, la diarrhée disparaît ; le malade n'éprouve pas moins de soulagement dans les crampes.

Mais les médecins pourront demander, comme ils l'ont fait généralement quand j'ai recommandé ce remède : sert-il dans l'état de collapsus de la maladie ? Je répondrai à cela, ce que j'ai toujours répondu. Il ne doit pas être autant considéré comme un remède contre le collapsus, que pour empêcher que cet état ne survienne. Cette distinction doit toujours être présente à l'esprit. Selon moi, la divergence des opinions sur ce remède, depuis le commencement de l'épidémie jusqu'à présent, vient de ce que cette distinction n'a pas toujours été faite.

Tous les médecins ont universellement demandé qu'on leur donnât un remède pour l'état algide du choléra. Voilà, disent-ils, le remède dont nous avons besoin. Nous devons le confesser avec douleur, c'est ce qui nous a manqué et nous manque encore dans des millions de cas. Reconnaissant cette vérité, nous devons dire que c'est une folie d'espérer de trouver un semblable remède jusqu'à ce que nous en ayons découvert d'autres pour les états antérieurs de la maladie, comme j'espère le prouver par les observations suivantes, et je demanderai premièrement ce qu'est le collapsus de cette maladie, et comment il se produit. On peut définir le collapsus, la stagnation de la masse du sang dans le système circulatoire, et la suspension totale des fonctions appelées communément organiques ou vitales, stagnation et suspension qui sont causées par la présence d'un poison dans l'économie animale. Il est donc évident que ce phénomène, l'état de collapsus, n'est que l'effet d'une cause antérieure particulière. La mort même de l'individu est due, non à l'effet, mais à la cause, parce que l'extinction de la vie n'est qu'un effet ou la somme totale des effets produits par la même cause. Comment pourrons-nous donc sauver la vie, si nos efforts se bornent à remédier à un effet, qui est l'état de collapsus, sans remonter à sa cause, la présence d'un poison spécifique ? A cela on peut répondre que tel a été l'objet que beaucoup de médecins ont eu en vue, en prescrivant divers médicamens dans l'état de collapsus du choléra. S'il en est ainsi, si on a recherché un remède qui détruisît la cause et diminuât les effets dans l'état de collapsus, il paraît que ceux qui ont ainsi donné leur opinion sur cette période, ont cherché dans une mine sans filons. Tant que nous bornerons notre observation aux effets d'un remède seul dans cette période de la maladie, et que nous jugerons de sa vertu, selon qu'il a ou non sauvé les malades, nous ignorerons toujours sa véritable action et son degré d'efficacité contre elle. Il est clair que, pour sauver le malade dans cette période, il faut deux choses : premièrement détruire la cause, et secondement remédier aux effets de celle-ci ; ce qui n'aura lieu probablement que par des actions différentes et peut-être opposées. Il n'est pas probable que l'agent thérapeutique qui chasse ou neutralise le poison dont l'action produit le collapsus, puisse remédier au collapsus même. Dans beaucoup de cas, quand celui-ci est incomplet, l'expulsion ou la neutralisation du poison suffira pour sauver le malade, comme l'ont prouvé beaucoup d'observations. Mais, pourra-t-on espérer le même effet, dans le plus grand nombre de cas, d'une semblable méthode curative ? L'expérience démontre qu'on l'a obtenu rarement, et qu'il en arrivera de même, si on laisse la maladie suivre sa marche jusqu'à l'époque où le collapsus est fortement caractérisé. Quand celui-ci est complet ou a duré beaucoup de temps, quand le sang a cessé de circuler dans le corps pendant quelques heures, quand toutes les actions vitales sont suspendues, que la force et l'énergie des nerfs sont éteintes, nous pourrons dire en vérité que la vie organique de l'individu est éteinte de la même manière que quand le corps a cessé d'exister. Si tel est l'état des malades dans la période algide de la maladie, pourra-t-on espérer que, lors même qu'on pourrait alors détruire la cause qui l'a produite, on pourrait encore remédier aux effets de ce poison sur le corps humain? Nous pouvons répondre négativement, nous fondant sur la raison et l'analogie. Quand un individu a été submergé pendant un temps court, et qu'il est encore dans un état incomplet d'asphyxie, il suffit de faire cesser simplement l'obstacle à l'introduction de l'air dans les poumons, pour rendre le malade à la vie; mais, si l'individu a été submergé pendant long-temps, il ne suffit pas de faire cesser la cause pour faire renaître la vie ; il est nécessaire d'user de beaucoup d'autres moyens pour ranimer le système nerveux, ou pour rappeler la vitalité du corps. De la même manière, quand un homme a reçu un coup sur la tête, avec fracture et enfoncement d'une portion du crâne, occasionant une compression du cerveau capable de le priver du sentiment et du mouvement; si, peu de temps après l'accident, on trépane le crâne et qu'on élève la portion déprimée, on réussira par cela seul à sauver le malade. Mais, si la compression a duré pendant un certain temps, l'application du trépan, ni l'usage de l'élévatoire, ne pourront le sauver ; il mourra victime du retard dans les secours.

Répétons que, dans toutes les classes de poisons, quand on les neutralise ou qu'on les

évacue immédiatement après leur ingestion dans
l'estomac, les effets qui résultent de leur présence disparaissent instantanément; mais que, si
l'on reste un certain temps avant de les neutraliser ou de les expulser, on devra chercher à remédier aux effets de leur séjour dans le corps
humain, effets le plus souvent suivis de la mort.
Quand le poison est de nature irritante, on doit
employer les moyens qui préviennent ou qui
guérissent l'inflammation, les ulcères ou la
gangrène que leur présence produit. S'il est
narcotique, il sera nécessaire, dans les mêmes
circonstances, d'user de moyens forts et vigou-
reux, pour augmenter l'énergie du système
nerveux, qui est plus ou moins déprimé dans
de pareils cas.

Dans ces circonstances, si nous ignorons le
véritable antidote du poison ingéré, et que nous
cherchions à le trouver, en ne jugeant de ses
effets que par les apparences, combien il sera
facile de nous tromper sur la méthode curative!
Que de fois, dans ces cas, nous administrerons
un remède qui aura la vertu de neutraliser le
poison, sans obtenir de bons résultats, parce
qu'il ne suffira pas de neutraliser ce poison,
pour remédier aux effets qu'aura produits sa présence dans l'estomac et dans tout le corps! Si
alors nous rejetions l'antidote, parce qu'il n'a
pu sauver la vie d'un individu, nous aurions

tort de cesser de l'administrer, dans les cas où, le poison venant d'être introduit, il suffit de le neutraliser pour sauver le malade. Bref, nous devons dire, une fois pour toutes, qu'on ne pourra parvenir à une connaissance exacte de la vertu et de l'efficacité des antidotes dans le choléra, si l'on se borne à l'observation de ce qui se passe en les administrant dans la période algide. Nous ne pourrons jamais savoir si nous avons neutralisé ou non le poison, puisqu'une simple neutralisation n'est pas alors suffisante pour empêcher la mort du malade. Comme alors, nous devons employer d'autres remèdes pour combattre les effets du poison, nous confondrons toujours l'action de ceux-ci avec celle de ceux qui agissent contre ce même poison. Il est à espérer que, dorénavant, en considérant les choses d'une manière plus générale, nous jugerons de la vertu des remèdes comme antidotes, par leurs effets dans les premières périodes de la maladie, et non dans cette période où l'énergie vitale du corps est presque éteinte, et ne peut recevoir l'impression des agens thérapeutiques; et quand nous serons satisfaits de l'efficacité d'un antidote pendant ces premières périodes, servons-nous en, non-seulement dans des cas analogues, mais encore dans tout le cours du choléra et même dans le collapsus. Si nous n'obtenons pas un bon résultat, nous

aurons au moins la satisfaction de savoir que
cela dépend, non de la méthode adoptée, mais
de son insuffisance dans ce cas, soit parce
qu'elle aura été appliquée trop tard, soit parce
que, dans cette maladie comme dans toutes les
autres, la puissance humaine a ses limites.

Après ces réflexions générales sur l'action des
remèdes dans des circonstances semblables à
celles qui se manifestent dans le choléra, voyons
quel est l'effet de l'antidote dans la dernière
période, ou l'état algide de cette maladie. Les
résultats, dans ces cas, ont été différens, selon
le temps qui s'est écoulé depuis l'apparition de
l'état algide, ou selon les individus. Quand le
collapsus est récent et n'a pas beaucoup d'intensité, l'acide carbonique est pour lors capable
de réparer seul les effets de cet état, et de
rétablir les fonctions, dont la suspension est la
cause du collapsus. Quand il est plus considérable, qu'il existe depuis plus long-temps et
qu'il est survenu graduellement, ce remède
seul n'est pas suffisant pour empêcher une terminaison fatale. Quoiqu'il soit triste de faire
cet aveu, nous devons nonobstant nous consoler,
en considérant que le même remède suffit pour
empêcher les progrès de la maladie, dans les
états qui précèdent le collapsus. La seule chose
que nous avons à faire, quand nous connaissons
le véritable antidote, c'est de recourir à lui sans

délai, et de cette manière nous empêcherons beaucoup de résultats funestes. Les cas dans lesquels le collapsus surviendra instantanément et sans que nous ayons agi avec énergie, ou dans lesquels nous aurons manqué de temps pour administrer le remède un nombre de fois suffisant, ne seront que des exceptions rares à la règle générale.

DIRECTION GÉNÉRALE POUR LA MÉTHODE CURATIVE DU CHOLÉRA.

Dans la première et la seconde période, ma pratique a été de me confier exclusivement et entièrement dans l'acide carbonique ou dans le charbon, en répétant les doses à des intervalles variables, selon l'urgence des cas et l'intensité des symptômes. Dans le commencement de la maladie, quand les symptômes qui se manifestent, annoncent que l'estomac seul est attaqué ou que la diarrhée a précédé, on doit donner quelques-unes des préparations qui contiennent de l'acide carbonique, et les répéter d'heure en heure, jusqu'à ce que tous les symptômes alarmans disparaissent. J'ai toujours observé une notable amélioration après la première prise; et après la troisième, en général, il ne reste qu'une sensation particulière de lassitude.

Quand les intestins sont affectés, comme dans la diarrhée qui a été appelée préliminaire , l'effet du remède n'est pas si instantané ; mais il n'est pas pour cela moins efficace. Généralement, deux ou trois doses sont nécessaires pour que son action se produise , quoique le plus souvent, dès la première, l'intensité des symptômes diminue.

Quelquefois l'acide carbonique seul ne suffit pas pour arrêter la diarrhée. Dans ce cas , il arrive , en général , que la sécrétion de la bile est viciée, et que sa permanence dans le canal intestinal alimente l'irritation. Une ou deux doses de calomel , qui agissent sur le foie , sont convenables dans de tels cas. En même temps , nous pouvons supprimer l'acide carbonique , et lui substituer le carbonate de chaux , à la dose de deux drachmes , uni avec une drachme de sucre, une drachme de gomme arabique , un scrupule de confection aromatique et seize onces d'eau. On doit prendre la quatrième partie de cette potion chaque quatre heures , jusqu'à ce que la diarrhée cesse. Dans le cas où l'on n'a aucun motif de supposer que la sécrétion de la bile soit défectueuse ou maligne, on peut administrer le mélange de chaux seule avec les substances ci-dessus , ou , à sa place , le charbon pur , en l'administrant, selon qu'il a été dit ci-dessus, par la bouche ou en lavement.

Cette différence dans les effets du remède peut s'expliquer peut-être, en admettant que, dans les cas indiqués, l'acide carbonique étant absorbé dans l'estomac et entrant dans les poumons, s'échappe et sort avec l'air respiré, et par ce motif n'arrive pas jusqu'aux gros intestins. Le bon effet qu'on retire du carbonate de chaux, paraît tenir à ce qu'il ne se décompose que dans les gros intestins. A considérer les effets du charbon et de l'acide carbonique dans l'état de diarrhée, on devra se rappeler que nous ne pouvons espérer de soulagement de ces remèdes, que lorsque cette diarrhée est entièrement due à l'effet du poison cholérique sur le tube intestinal ; mais si elle provient d'autres causes, d'autres remèdes seront nécessaires pour aider au premier à l'arrêter.

Dans le second état de la maladie, caractérisé par des évacuations semblables à de l'eau de riz, nous pourrons user du même remède pour arrêter ses progrès. Nonobstant, comme l'intervalle entre cet état et le troisième est court, il est nécessaire d'administrer le remède à des époques plus rapprochées, comme, par exemple, chaque quart d'heure ou chaque demi-heure, jusqu'à ce qu'on ait donné cinq doses : il sera alors prudent de ne pas perdre de vue le malade, et d'observer les effets du remède. S'il arrive que les vomissemens diminuent, si les évacuations

sont moins fréquentes et que le pouls se main-
tienne, nous pourrons en conclure que nous
avons arrêté le cours de la maladie ; les symptômes subséquens doivent nous servir de guide ,
dans ce cas, pour l'administration ultérieure du
remède. Quand les vomissemens continuent ,
ou que les évacuations par les voies inférieures
sont fréquentes et abondantes, nous devons continuer d'administrer l'antidote.

Quelquefois , quand le vomissement est considérable et qu'il y a irritation de l'estomac , les
premières doses sont rejetées ; alors , on devra
répéter les doses d'acide carbonique comme
avant , sans attendre autant de temps pour
l'administrer ; de la même manière , quand les
évacuations par le bas sont très-abondantes ,
fréquentes et semblables à de l'eau de riz , on
doit donner , outre l'acide carbonique , un lavement qui contienne deux cuillerées à soupe de
charbon pur , en engageant le malade à le retenir , et les assistans à le pousser avec quelque
force.

Pour arrêter ou diminuer les crampes quand
elles sont fortes, j'ai employé avec un heureux
succès l'éther sulfurique, à la dose de deux ou
trois drachmes , en le combinant avec une des
teintures aromatiques , dont l'usage est surtout
avantageux dans les cas de choléra sporadique.

ÉTAT DE COLLAPSUS.

Nous emploierons aussi l'acide carbonique, dans cet état, pour neutraliser le poison ; mais, comme ses bons effets dans ce cas ne sont pas aussi apparens que dans les premiers, il sera nécessaire de continuer son usage pendant plus long-temps, et de ne pas l'abandonner à cause de son apparente inefficacité.

Les intervalles entre l'administration de chaque dose, doivent varier dans chaque cas selon diverses circonstances : si on n'a pas fait usage antérieurement du charbon ou de l'acide carbonique, on administre le remède en plus grande quantité, ou à des intervalles plus rapprochés. Quand nous avons recours à l'acide carbonique, comme il est quelquefois difficile d'obtenir en une seule fois une grande quantité de ce gaz, nous devons l'administrer à petites doses, mais à des intervalles rapprochés, par exemple, chaque quart d'heure. A la troisième ou quatrième dose, il sera nécessaire de recourir à quelques-uns des remèdes dont nous ferons bientôt mention, pour restaurer la vitalité du corps. Quand la réaction est établie, on peut répéter le gaz acide carbonique seul ou uni aux autres remèdes, et alors à des intervalles plus éloignés, comme deux, trois ou quatre heures.

Dans cette période de la maladie, ainsi que nous l'avons déjà dit, il ne suffit pas de neutraliser le poison, mais il faut encore remédier aux effets, dont la somme totale constitue l'état de collapsus; et on ne peut atteindre ce but, qu'en activant l'énergie du système nerveux, qui se trouve déprimé dans cette maladie par le séjour prolongé du poison morbifique. Malheureusement nous ne connaissons, jusqu'à présent, aucun remède véritablement spécifique pour obtenir cet effet. Nous devons conséquemment employer ceux qui paraissent le produire en partie.

Comme agens capables quelquefois de remplir cette indication, nous devons mentionner *l'éther sulfurique*, dont nous avons déjà parlé, et le *carbonate d'ammoniaque*. Nous traiterons de ce dernier dans le paragraphe suivant.

Ayant expérimenté le peu d'efficacité de ces deux remèdes dans plusieurs circonstances, je vis qu'il était nécessaire d'en chercher d'autres qui jouissent de propriétés plus sûres et spécifiques. En réfléchissant là-dessus, je pensais que le sulfate de zinc serait un remède puissant dans cette maladie, par les raisons suivantes. Pendant la grippe (1), épidémie catarrhale, qui attaqua presque tous les habitans de Londres,

_____

(1) Influenza.

dans le commencement de l'année 1833, je visitais un malade gravement affecté de cette maladie, et que soignait M. Bloxam, mon ami. Tous ceux qui ont eu occasion d'observer l'épidémie que je viens de citer, savent qu'elle était caractérisée par une sécrétion désordonnée des mucosités de la membrane qui tapisse la trachée-artère et les bronches, pareilles à celles qui sont sécrétées dans les bronchites chroniques.

Dans la maladie citée, la sécrétion était si abondante, que le liquide expulsé était de plus d'une pinte (1) en vingt-quatre heures, de manière qu'on pouvait penser qu'il était le résultat de quelque vomissement. Accoutumé à administrer le sulfate de zinc avec beaucoup de succès comme astringent, dans les cas de bronchite chronique, vers la terminaison de la maladie, et quand la sécrétion des mucosités était assez considérable, je proposai à M. Bloxam son usage dans ce cas, en observant que si la maladie était produite par une augmentation de sécrétion de la membrane muqueuse, on verrait diminuer promptement la quantité des crachats. Étant convenu que le sulfate de zinc serait administré, on prescrivit cinq grains de sulfate de zinc dans une once et demie d'une infusion de roses, en répétant la potion chaque quatre

_____

(1) Dos cuartillas.

heures. Le jour suivant, l'amélioration était si grande, que l'effet des remèdes paraissait miraculeux, comme disait M. Bloxam. La matière expectorée aurait été renfermée dans une tasse de thé, la prostration des forces était beaucoup moindre, et le pouls plus dur et plein. Par l'usage du même remède, combiné avec l'infusion de quassia, l'expectoration cessa entièrement dans l'espace de trois jours; la toux disparut, et le malade recouvra ses forces, de telle manière qu'il put sortir au cinquième jour. Je considérai alors qu'il était inutile de continuer l'usage du sulfate de zinc, que le malade avait continué de prendre, en diminuant la dose et à des intervalles plus éloignés. J'ai depuis administré le même remède à beaucoup d'autres personnes attaquées de la même maladie, et toujours avec un égal succès.

Ayant vu les avantages qu'on se procurait avec cette substance, dans la maladie dont je viens de parler, je me déterminai à l'employer dans le choléra asphyxique. Comme dans la grippe il arrête spécifiquement la sécrétion augmentée de la trachée-artère et des bronches, il paraissait rationnel de présumer qu'elle exercerait un semblable effet sur la membrane muqueuse de l'estomac et des intestins. Comme la grippe était aussi caractérisée par une grande dépression du système nerveux et la débilité générale, dont les

symptômes disparaissaient promptement par
l'usage du même remède, il n'était pas du tout
invraisemblable qu'il n'agît de la même manière
dans le choléra épidémique.

Depuis que j'ai eu l'idée d'employer le sulfate
de zinc dans la période de collapsus du choléra,
il n'y a pas eu beaucoup de cas de choléra en
Angleterre. Je n'ai pas eu, en conséquence,
beaucoup d'occasions d'observer son action dans
cette maladie; nonobstant, je possède quelques
faits en faveur de ce médicament. Quand le choléra se manifesta l'été suivant, je l'administrai
à plusieurs convalescens de cette maladie, qui
éprouvaient une grande faiblesse avec relâchement et défaut de ton de l'estomac et des intestins. Il résulta de ces essais tout ce que je m'en
promettais. Le relâchement des intestins fut cor-
rigé, les malades recouvrèrent l'énergie de l'estomac, et leurs forces augmentèrent considéra-
blement. De ces essais et de quelques autres, j'ai
déduit les conséquences suivantes. Premièrement, que le sulfate de zinc en doses brisées agit
comme tonique et astringent sur la membrane
muqueuse du canal intestinal, et qu'à plus haute
dose, il excite l'énergie du système nerveux; et,
comme un remède qui possède ces deux propriétés est celui qui paraît convenir dans l'état de
collapsus de choléra, je n'hésitai pas à l'employer
dans les premiers cas qui se présentèrent à moi.

Le premier fut celui d'une femme qui était dans la seconde période de la maladie, quand je la vis pour la première fois. Je lui ordonnai de prendre immédiatement de l'acide carbonique, et de répéter la dose au bout d'une heure. La première fut rejetée par le vomissement ; et quand je vis la malade de nouveau, après la seconde dose, le collapsus avait commencé, le pouls était presque imperceptible dans la radiale. Bientôt les pulsations disparurent entièrement. Je continuai à administrer l'acide carbonique, et, au bout de deux heures, la réaction commença à se montrer. Malgré cela, la prostration était considérable, et le pouls, après un court intervalle, commença à être moins fréquent et moins plein. Je crus, en conséquence, convenable de faire usage des stimulans, et, pour cet effet, je prescrivis dix grains de sulfate de zinc répétés chaque heure, jusqu'à ce que la réaction se produisît complétement ou produisît des vomissemens. La première ni la seconde dose ne produisirent aucun changement ; mais, à la troisième, quelques vomissemens et des nausées considérables s'étant manifestées, je réduisis la dose à six grains, en la répétant avec moins de fréquence, seulement chaque quatre heures. Je fis continuer le médicament jusqu'après la disparition complète de tous les symptômes alarmans.

Le second malade était un homme qui, pendant la nuit, avait été attaqué fortement du choléra, sans qu'on lui eût administré aucun remède jusqu'au jour suivant. Quand je le vis pour la première fois, il était dans un état complet de collapsus. Me conformant à ce que j'ai dit précédemment, qu'il faut d'abord détruire la cause avant d'attaquer l'effet, je lui administrai l'acide carbonique pendant trois fois, et un lavement avec un peu de charbon en poudre. Après avoir attendu plus d'une heure pour que le charbon eût le temps de neutraliser le poison, j'administrai 20 grains de sulfate de zinc, combiné avec 20 gouttes d'acide sulfurique dans un peu d'infusion de roses. Cette dose ne produisit que quelques légères nausées. En moins d'une heure, les pulsations étaient déjà sensibles dans l'artère radiale, et on sentait plus distinctement l'action du cœur. Mais, comme les autres symptômes paraissaient rester stationnaires, je lui administrai une autre dose, composée de 5 grains de sulfate de zinc ; celle-ci produisit quelques vomissemens, et bientôt après une augmentation dans la force et la fréquence du pouls. La réaction étant ainsi établie, on vit disparaître graduellement la lividité de la peau et l'oppression de la poitrine ; la respiration s'exécuta librement, et le malade revint à un état passablement satisfaisant. Après cela, on ne crut nécessaire que de continuer l'usage du même remède à la dose de cinq grains, unis à une infusion amère, pendant ce jour et le suivant ; le malade prit, dans toute la maladie, deux drachmes de sulfate de zinc.

On n'observa dans aucun de ces deux malades la réaction typhoïde.

Il suffit, selon nous, de ce que je viens d'exposer, pour guider ceux qui ont l'expérience de ce remède. Quant à sa manière d'agir, tout ce que nous pouvons dire, c'est que, à certaines doses, le sulfate de zinc possède des propriétés toniques ; à doses plus hautes, il agit comme stimulant direct du système ganglional. Nous ne devons pas oublier d'observer que beaucoup d'autres substances employées par différens praticiens ont eu du succès, quoique ce succès ait été incomplet. Parmi elles, on peut mentionner le sous-nitrate de bismuth, employé par le docteur Leo, en Russie ; le sulfate de cuivre et plusieurs préparations de fer, administrés par différens praticiens, en Angleterre. Nous ne dirons pas si ces dernières substances agissent de la même manière que le sulfate de zinc, ni si ce dernier n'a pas produit de bons effets entre les mains des autres médecins, par la raison que ce remède était administré avant d'avoir fait disparaître la cause du collapsus, c'est-à-dire, la présence du poison spécifique.

Je ne crois pas convenable d'entrer dans de plus longs développemens sur la manière d'administrer le sulfate de zinc ; je laisse à la prudence de chaque praticien le soin de déterminer la dose à laquelle il doit l'administrer ; car, il est presque impossible de donner des règles générales, à cause de la différence de constitution des différens individus, de la différence d'énergie du système nerveux, de la plus ou moins grande intensité de la maladie, qui obligeront à la varier dans chaque cas particulier : c'est à proportionner la dose à la nécessité du moment, que consiste surtout l'habileté du médecin, de laquelle dépend dans tous les cas la vie du malade.

J'observerai seulement en finissant, que je crois convenable de l'administrer à des doses qui produisent de légères nausées ; car, de toute autre manière, nous ne pouvons pas être certains que le remède agisse sur le système nerveux.

Quant au temps pendant lequel il faut continuer l'usage du remède et aux intervalles de son administration, nous devons nous guider, non-seulement d'après la violence de la maladie et le danger dans lequel est le malade ; mais encore d'après l'état de la circulation, et le plus ou moins d'impression que produit le remède. Dans certains individus, qui, par constitution,

par maladie , ou par quelque autre cause , sont
affaiblis , il sera nécessaire de recourir à ce
moyen ou à d'autres analogues , non-seulement
avec plus d'énergie , mais aussi plus promptement. Ce que nous disons des individus en particulier , nous devons l'entendre , en général ,
des habitans de différens climats : pour ceux
des pays chauds, et principalement pour ceux
des environs des marais , dont l'énergie vitale
est toujours moindre que celle de ceux qui sont
dans des circonstances contraires , il est nécessaire d'user de ces excitans à plus haute dose ,
et à une époque moins avancée de la maladie.

TRAITEMENT POSTÉRIEUR.

Comme les sécrétions se trouvent entièrement
suspendues pendant l'attaque , et continuent
d'être plus ou moins engourdies pendant quelque temps , il sera généralement nécessaire de
recourir à quelques préparations de mercure ,
remède si universel. Il y a beaucoup de diversité
d'opinions sur l'époque à laquelle on devra
l'administrer : quelques-uns veulent que ce soit
dans le principe de l'attaque et en continuant
son administration dans toutes les périodes ,
tandis que d'autres ont principalement confiance
dans ses effets pour l'état de collapsus de la maladie, et l'administrent alors à plus fortes doses.

Si nous considérons, cependant, la nature de la maladie et l'action du remède, il ne sera pas difficile de signaler l'époque où le mercure est indiqué. La rétention de la bile et la suspension de toutes les autres sécrétions, ne sont que l'effet d'une cause commune, l'action d'un poison sur la machine humaine. Il sera utile d'attendre que la cause productrice des effets soit détruite, pour tenter la destruction des effets de cette même cause. Dans le cas contraire, on tiendrait le sys-tème nerveux entre deux forces : l'une qui tendrait à le déprimer, l'autre à le stimuler. Que les mercuriaux jouissent d'une vertu très-éner-gique pour stimuler et augmenter toutes les sécrétions du corps, et plus particulièrement les sécrétions biliaires, l'expérience et la prati-que de tous les praticiens de l'art médical le prouvent suffisamment ; cependant, dans le cho-léra, les doses les plus fortes ont été tout-à-fait insuffisantes pour rétablir l'exercice des fonc-tions, quand celles-ci ont été complétement sus-pendues par l'action du principe cholérique. Mais, lorsqu'on s'aperçoit que les symptômes de danger cessent, et qu'on voit ainsi disparaître la cause qui les produit, on peut commencer, dans les cas les plus graves, à administrer de petites doses de calomel, comme de un à deux grains chaque quatre ou six heures, jusqu'à ce que les diverses sécrétions apparaissent de

nouveau ; on suspend alors son administration.
Il y a cependant une chose importante à faire :
débarrasser le système des matières excrémentitielles retenues dans lui par la suppression des
sécrétions. On prendra pour cela quelques médicamens purgatifs, comme l'huile de castor (1),
quelques heures après qu'on a commencé à
prendre du calomel. Afin de savoir à quelle époque il est nécessaire de débarrasser le système de
ces matières corrompues et renfermées, nous
pouvons noter qu'on a observé uniformément
dans l'Inde (2) et ailleurs, que la santé se réta-
blit beaucoup plus promptement dans les cas
où l'on a obtenu incontinent des évacuations féculentes, noires et puantes, tandis que, au contraire, le défaut de celles-ci est toujours accom-
pagné de dérangement, d'éructations aigres, ou
autres signes de défaut de ton et d'engourdisse-
ment dans le système hépatique (Voyez le *Bengal Report* , page 12).

Dans les attaques bénignes , la débilité con-
sécutive sera légère ou de courte durée ; dès
que la sécrétion salutaire du foie et l'action ac-
coutumée des intestins reprendront leur cours,

---

(1) Aceite de castor.
(2) Il est toujours nécessaire de jeter les yeux sur ce
pays, quand on veut étudier la maladie à son degré le
plus intense.

après une ou deux évacuations de matières féculentes et bilieuses d'une qualité extraordinaire et d'une extrême puanteur ; mais, dans les cas plus graves et rebelles, l'énergie du système nerveux reste plus déprimée, le défaut de ton du canal intestinal est de plus longue durée. Dans les cas cités ci-dessus, on a observé que les malades se trouvaient plusieurs fois tourmentés, pendant long-temps après l'attaque, d'une soif constante, d'irritabilité de l'estomac, d'une sensibilité augmentée, de douleur dans la région épigastrique, d'insomnie et de sommeils dérangés.

Le résultat le plus commun et le plus fréquent de l'influence épidémique, est la simple atonie ou le déréglement des fonctions du tube intestinal. Dans ce cas, afin de rétablir le ton et l'énergie de l'estomac et des intestins, on devra recourir à quelques-uns des nombreux toniques qui servent au même objet dans d'autres occasions. En général, les toniques minéraux combinés avec un léger amer, sont préférables aux végétaux.

Après qu'on a bien déblayé les conduits biliaires et le canal intestinal, au moyen de l'huile de castor et du calomel, qu'on doit donner à la fin de l'attaque et après qu'on a administré un tonique pendant quelque temps, les intestins ne reprennent pas quelquefois leur action nor-

male. Dans de semblables cas, ou si les évacuations continuent à être de mauvaise nature ,
on devra supposer que tout le poison qui a produit l'attaque primitive n'a pas été neutralisé ,
ou que le malade a été de nouveau assailli par
l'introduction d'une nouvelle quantité de la
même matière, à la nature maligne de laquelle
son système ne s'est pas habitué. Dans ce cas ,
on doit recourir au remède qui passe pour spécifique dans les autres degrés de la maladie ,
c'est-à-dire, à l'acide carbonique , lequel s'administre de la même manière et aux mêmes
doses que précédemment , deux ou trois fois
par jour.

Si pendant ce temps, toutefois, les évacuations
bilieuses sont peu abondantes et que les intestins
continuent à être dans l'inertie , un petit nombre de grains de calomel seul ou uni avec deux
ou trois grains de la poudre de Döwer , pourront être pris chaque nuit ou chaque deux nuits ;
et , comme il s'agit de maintenir l'action salutaire des intestins, on prendra une pilule composée d'égales parties de rhubarbe , de jalap
et d'aloës , une heure avant de manger , et on
répétera la pilule autant de fois qu'on le jugera
nécessaire.

Ces médicamens , l'acide carbonique , celui
qui alterne avec lui (c'est-à-dire une prépara-
tion mercurielle), et les purgatifs, aussi bien que

les toniques, dans les cas où il n'existe pas d'action augmentée, devront être continués jusqu'à ce que les intestins aient acquis de nouveau leur action normale ; que les évacuations aient pris un aspect naturel, et que l'estomac et les intestins aient recouvré leur ton primitif et leur énergie pleine et entière.

MANIÈRE D'ADMINISTRER LE REMÈDE.

Quoique, dans le principe, nous ayons eu particulièrement recours au charbon dans la première période de la maladie, nous étant ensuite convaincu par des expériences ultérieures de la plus grande efficacité de l'acide carbonique, nous avons presque abandonné l'usage du premier, comme étant moins actif et plus désagréable à prendre que l'autre.

Pour obtenir l'acide carbonique, la méthode la plus prompte et la plus convenable est de recourir aux substances qui le contiennent en excès. On pourra employer les suivantes :

1° On dissoudra trente grains de bi-carbonate (et non *de sous-carbonate*) de potasse ou de soude dans un petit vase plein d'eau. D'un autre côté, on prendra vingt grains d'acide citrique ou tartarique ; on les dissoudra dans une quantité égale d'eau, mais dans un autre vase plus grand, en ajoutant une ou deux petites cuil-

lerées d'un sirop quelconque. La solution de
sel contenue dans le petit vase se versera dans
le grand, et le malade boira immédiatement
avant que l'effervescence soit terminée. Si les
circonstances le permettent, on peut se servir
avec avantage du suc de citron à la place des
acides indiqués, dans la proportion d'une cuillerée à soupe pour la même quantité de bi-carbonate : dans ce cas, il n'est pas nécessaire
d'ajouter le sirop. Celui-ci n'est pas ajouté pour
rendre la potion plus agréable, mais pour augmenter la viscosité de la mixture et empêcher
que le gaz ne s'échappe rapidement. Quand il
paraîtra convenable d'user de stimulans, ce qui
est généralement nécessaire dans l'état de collapsus de la maladie, on ajoutera à la potion
quelques grains de bi-carbonate d'ammoniaque,
de deux à cinq grains, selon l'époque de la maladie ou l'intensité des symptômes, et on l'admi-
nistrera de la même manière. Quand la réaction
aura commencé, on cessera de faire usage du
bi-carbonate d'ammoniaque, mais non de celui
de potasse ou de soude, si l'on croit convenable de continuer l'emploi de l'acide carbonique.

Quand les évacuations sont très-abondantes
et très-fréquentes, et qu'il paraît nécessaire de
ne pas augmenter la tendance de la nature à
les produire, on pourra administrer le bi-carbonate d'ammoniaque. Le sel qui se forme alors,

loin d'avoir un effet purgatif sur les intestins ,
a , au contraire , une tendance à exciter la dia-
phorèse et à stimuler la peau ; action que n'a
pas la combinaison de l'acide avec la soude et la
potasse , puisque cette dernière combinaison est
purgative. On doit alors substituer le bi-carbonate
d'ammoniaque à celui de soude , et ajouter une
double quantité d'acide ou de suc de limon à la
même quantité d'alcali , c'est-à-dire , quarante
grains d'acide citrique ou tartarique , à trente
grains de bi-carbonate d'ammoniaque.

Si une plus grande excitation est nécessaire ,
et qu'on continue d'employer le carbonate d'ammoniaque , il faudra ou diminuer la quantité
de l'acide ou augmenter celle de l'alcali. Si le
volume de gaz produit par la combinaison des
deux substances n'est pas plus grand que celui
que le malade peut avaler en une seule fois
sans inconvénient , on fera bien d'augmenter la
quantité de bi-carbonate, pour laisser de l'alcali
en excès.

Au lieu de la potion dont nous venons de
parler , on peut user d'eau de Seltz ou d'eau
carbonisée , quand la chose est plus facile et
plus au goût du malade.

On peut faire cependant une objection à
l'usage de ces liqueurs fermentescibles , c'est
que , à moins que le malade ou les assistans ne
soient accoutumés à en faire usage , il est rare

que le malade les prenne sans qu'elles aient
perdu la plus grande partie de leur acide carbonique ; par conséquent, dans ces cas, le reste
est presque inutile, puisque l'eau qui n'a pas
été comprimée, ne retient qu'une très-petite
quantité d'acide carbonique.

Comme succédané de l'acide carbonique et
en le combinant avec lui, nous pouvons employer le charbon végétal pur. La meilleure méthode et la plus simple pour l'obtenir, est de
brûler un bouchon de bouteille jusqu'à ce qu'il
soit entièrement noir et charbonné, de le pulvé-
riser, et de l'administrer dans un peu de lait ou
d'eau. On peut l'administrer à la dose d'une
cuillerée ou deux, et répéter cette dose à des
intervalles qui varient selon l'intensité des symptômes et l'urgence du cas. Quand on l'administre sous forme de lavement, comme nous
l'avons recommandé ci-dessus, on doit l'employer en plus grande quantité ; car, il est rare
que le malade le retienne long-temps, surtout
dans la période de la maladie caractérisée par
les évacuations.

On ne doit pas oublier non plus, qu'il y a
d'autres moyens d'obtenir l'acide carbonique
dont nous pouvons faire usage dans certains cas.
Le vin de Champagne, le cidre et les bières de
toute espèce contiennent, quand elles sont bien
préparées et convenablement mises en bouteille,

une certaine portion d'acide carbonique. On peut employer ces boissons, dans certains cas particuliers, pourvu qu'elles contiennent ce gaz en quantité suffisante, et que le malade les boive avant qu'il ne s'échappe. Mais, généralement parlant, on doit les proscrire, parce que quelques-uns de ces véhicules renferment un principe stimulant qui ne convient pas dans la première période de la maladie, et que d'autres pourraient irriter l'estomac dans quelque période que ce soit de la même maladie.

APPENDICE.

Pour prouver ce que nous avons avancé sur l'efficacité de l'acide carbonique, nous ajouterons un certain nombre d'observations qui montrent avec évidence les effets de ce remède dans les différentes périodes de la maladie.

Observation première. — Un laquais, dans le plus fort de l'épidémie, fut attaqué de diarrhée, qui était alors le précurseur commun des cas les plus funestes. Quand on m'appela, douze heures après le commencement des évacuations, elles étaient aqueuses et peu abondantes, mais toutefois féculentes ; il n'y avait ni nausées, ni vomissement, mais le malade se plaignait de malaise, d'une légère oppression, et d'un sentiment de défaillance dans l'épigastre. Je lui or-

donnai trente grains de bi-carbonate de potasse
et vingt-cinq grains d'acide tartarique administrés de la manière expliquée ci-dessus, en répétant cette dose chaque demi-heure ou chaque
heure, selon la manière dont les symptômes se
présentaient. Comme la première dose diminua
un peu la violence de la diarrhée, il ne prit la
seconde qu'une demi-heure après ; les évacuations alvines cessèrent entièrement ; la troisième
dose compléta la guérison. Le cuisinier de la
même maison fut attaqué de la même manière,
et guéri aussi promptement par l'usage du même
remède.

Les deux cas mentionnés et ceux d'un grand
nombre d'autres malades qui, ayant présenté
les mêmes symptômes, guérirent par l'usage du
remède indiqué, font connaître les heureux
effets de ce remède dans cette période de la
maladie.

Observation deuxième. — Une dame qui avait
reçu une pénible impression morale par la nouvelle de la mort survenue en peu d'heures de
quelqu'un de sa connaissance qu'elle ne savait
pas malade, éprouva presque immédiatement
après les symptômes suivans : oppression et sentiment de défaillance à l'épigastre ; nausées et
vertiges suivis d'agitation et de sensation de chaleur dans la région épigastrique. Quand je la
visitai peu de temps après, je lui trouvai, outre

les symptômes déjà signalés , le pouls lent , faible et irrégulier. J'ordonnai qu'elle prît immédiatement une potion semblable à celle du cas
précédent; et à peine quelques minutes s'étaient
écoulées , quand la malade dit qu'elle se trou-
vait un peu soulagée ; par la seconde dose don-
née un quart d'heure après , les nausées , les vertiges et la sensation d'ardeur à l'épigastre disparurent complétement. Mais, comme le pouls con-
tinuait d'être faible et que l'agitation n'avait pas
entièrement cessé , j'ordonnai une troisième
dose une demi-heure après. Par son effet se dissipèrent tous les symptômes , et la malade recouvra entièrement la santé. Si c'était nécessaire , je pourrais rapporter plusieurs cas dans
lesquels les malades ont présenté les symptômes
qui signalaient le début de la maladie , et où
ces symptômes ont disparu aussi promptement
par l'usage du même remède. Dans un grand
nombre de ces cas , le vomissement et la diarrhée caractéristiques succédaient aux symptômes indiqués ci-dessus , signalant mieux de cette
manière la nature de la maladie et le cours
qu'elle aurait suivi , si nous ne nous étions pas
opposé à elle.

Outre ma propre expérience relativement à
l'utilité qu'on peut retirer de l'administration
de l'acide carbonique , on peut ajouter celle
d'une grande partie des praticiens de l'Angle-

terre, entre autres le docteur Stevens, si connu
pour avoir proposé et préconisé l'usage interne
de certaines combinaisons de sels et d'alcalis,
lequel a fait les observations suivantes, relativement à la méthode indiquée ci-dessus. «Quand
il y a irritation de l'estomac, comme cela arrive
généralement dans le choléra, l'usage de l'acide
carbonique est très-important. Je crois que la
mortalité dans cette maladie diminuerait consi-
dérablement, si nous avions une confiance
presque aveugle dans ce remède seul. » (*Med.
gaz.*, août 25.)

M. Woodman de St-Thomas, près d'Exeter,
dit que, quand les vomissemens continuent avec
force, il a employé avec de grands avantages
une boisson saline en état d'effervescence. L'eau
carbonisée, d'autres boissons semblables ont été
mises en usage par le chirurgien de Garwood,
près de Selby.

Les médecins de East-Retford observent que
les vomissemens diminuent principalement par
l'usage de l'acide carbonique, et la soif, par de
l'eau froide ou de l'eau carbonisée.

Ces exemples nous offrent des preuves des
bons effets que l'on retire de l'administration
de l'acide carbonique dans la première période
du choléra asiatique. Les observations suivantes
montreront qu'il a des avantages semblables
dans la seconde période de cette maladie.

Observation troisième. — En juin 1832, j'étais occupé à visiter un grand nombre de malades cholériques. Je sentis, dans la maison de l'un d'eux, des vertiges subits, quelques nausées et une défaillance qui m'obligea de m'appuyer contre une table pour ne pas tomber. Ayant marché vite pour arriver là, j'attribuai ces symptômes à la fatigue ; et comme ils se dissipèrent promptement et que d'autres objets captivaient toute mon attention, je ne fis rien pour les combattre. Quand je retournai chez moi, il était tard ; j'éprouvais une extrême fatigue. Mais, croyant qu'elle pouvait s'expliquer par le travail de la journée, étant alors convalescent d'une autre maladie, je soupai légèrement ; je pris de plus un verre d'eau-de-vie et d'eau, et je fus me coucher. Environ trois heures après, je m'éveillai avec un sentiment d'oppression dans la poitrine, avec des vertiges et des bâillemens ; la surface de mon corps était, en outre, couverte d'une sueur froide et visqueuse ; le pouls petit et lent et les nausées si grandes, que je ne leur résistai qu'avec beaucoup de difficulté, parce que j'étais dans l'impossibilité de me lever du lit. Pendant que je pensais à ce que j'avais à faire, je sentis beaucoup de désir d'agir et de me lever : j'eus une évacuation copieuse, aqueuse, quoique un peu féculente. Ayant sous la main mon carbonate de soude et

de l'acide tartarique , je pris la potion indiquée
ci-dessus , après laquelle les symptômes que
j'avais sentis d'abord ; savoir : les nausées , les
vertiges et l'oppression , diminuèrent beaucoup.
Demi-heure après , je rendis par les selles une
certaine quantité de liquide caractéristique ,
c'est-à-dire , sans couleur , semblable à de l'eau
de riz. Je répétai alors la même potion , après
laquelle je restai tranquille pendant deux heures. Mais après , j'eus de nouveau une évacuation semblable à la première , quoique moins
abondante. Avec la troisième dose de la potion ,
la diarrhée disparut complétement. Le jour suivant , je me sentis faible , comme si toute ma
machine avait reçu un choc considérable. Vers
la nuit , les symptômes n'étant pas entièrement
dissipés, je recourus de nouveau à la même potion, qui me remit complétement. Au moyen
d'un léger laxatif et de légers toniques, je repris
en peu de jours mon état antérieur de santé.

Présentons maintenant quelques exemples de
l'utilité que nous pouvons retirer de ce remède
dans l'état algide.

Observation quatrième. — Une dame de plus
de soixante ans, pendant la seconde invasion de
l'épidémie de Londres , en 1832 , avait de la
diarrhée depuis plusieurs jours. La veille de l'attaque dont je vais parler , la diarrhée cessa, et la
malade s'était couchée en se félicitant de sa

bonne santé. Deux heures après, elle éprouva les symptômes précurseurs du choléra. Mais, comme les assistans ne connaissaient pas bien la nature de la maladie, on lui donna d'une eau spiritueuse, en supposant que le malaise était produit par quelque indigestion. La violence du mal allant toujours en augmentant, on me fit appeler une heure après. J'achevais à peine d'examiner la malade, quand survinrent un grand frisson et le trouble le plus considérable que j'aie observé dans cette période de la maladie. La malade se jetait à chaque instant d'un côté à l'autre de son lit, et son visage manifestait la plus grande anxiété. Ayant recommencé à vomir, elle rendit une certaine quantité d'un fluide de couleur et d'aspect caractéristiques. J'administrai, immédiatement après, une potion composée de bi-carbonate de potasse et d'acide tartarique : cette potion diminua beaucoup l'agitation de la malade et l'empêcha de vomir de nouveau. Mais, comme il existait toutefois quelques nausées accompagnées d'oppression de poitrine et d'un sentiment d'ardeur à l'épigastre, je prescrivis une seconde potion qui diminua tellement les symptômes indiqués, que la malade put s'endormir. Une heure après survint la diarrhée, qui consista en évacuations aqueuses et un peu féculentes. Je fis répéter la potion, et la malade resta tranquille pendant une heure. Elle eut un

autre flux de ventre sans aucune espèce de matière fécale et avec l'odeur et l'aspect caractéristiques ; je revins à la potion, et la malade, dans
peu de temps, commença à pouvoir dormir. On
continua à agir de la même manière, pendant
l'espace de deux heures. Au bout de ce temps,
étant dans la pièce contiguë, j'entendis les cris
de la malade qui s'était éveillée avec des crampes si fortes dans les deux mollets, que nous
éprouvions de grandes difficultés pour la retenir
dans son lit. Une nouvelle évacuation alvine eut
lieu, semblable à de l'eau de riz.

De plus, j'observai avec douleur que l'agitation avoit reparu, que les veines de la face
étaient très-volumineuses, et qu'un cercle bleuâtre se montrait autour de la bouche et des yeux :
les extrémités des doigts étaient de la même
couleur. Cette couleur bleue augmenta considé-
rablement à la face, aux mains et aux pieds,
tandis que la peau des doigts devenait ridée.
Le pouls était presque imperceptible, lent et
intermittent. Ces symptômes, en m'indiquant
le commencement de l'état algide, me firent
regretter d'avoir perdu tant de temps sans avoir
employé quelque moyen pour empêcher les progrès de la maladie. J'envoyai prendre immédiatement une autre potion semblable aux premières, mais à laquelle j'ajoutai cinq grains de
bi-carbonate d'ammoniaque, et je la répétai à

de courts intervalles. Les crampes , quoiqu'elles
revinssent de temps en temps , furent graduel-
ment moindres. L'inquiétude disparut aussi
assez promptement. Mais, comme le pouls était
imperceptible et que les symptômes de collapsus étaient stationnaires , je revins à la potion
ci-dessus indiquée , chaque demi-heure. La maladie resta quelque temps stationnaire ; mais ,
deux heures après la disparition des crampes ,
le pouls commença à s'élever en force et en fréquence , la lividité de la peau à disparaître ,
et la peau à perdre son aspect rugueux. Au
bout de deux heures , il ne restait déjà plus
aucun symptôme de collapsus , et l'unique trace
qu'il avait laissée , était un léger gonflement des
veines superficielles de la face et des extrémités.
Le jour suivant , la malade entra en convalescence et ne tarda pas à recouvrer la santé sans
avoir aucune rechute.

29 Septembre 1832. Deux cas traités par M.
Radcliffe de Brentford , et publiés dans *la Lan-
cette* , démontrent aussi complétement l'efficacité du remède dans cette période de la maladie.

Le premier cas est celui d'un homme fort et
robuste , attaqué subitement de vomissemens ,
de diarrhée , pendant que l'épidémie régnait
dans cette ville. M. Radcliffe , que l'on fut chercher immédiatement , le saigna ; mais il n'obtint

qu'avec difficulté, huit onces d'un sang obscur et grumeux. Le malade éprouva incontinent des crampes, et eût une évacuation semblable à de l'eau de riz, suivie de vomissemens qui lui faisaient rendre immédiatement les pilules qu'on lui avait administrées. Comme il était évident qu'on ne pouvait espérer aucune réaction par les saignées, mais que, au contraire, on accélérait l'arrivée de la période de collapsus, on lui donnait fréquemment de l'eau avec de l'eau-de-vie forte: elle était toujours rejetée par le vomissement. Bientôt on employa les frictions aux extrémités, mais toujours sans aucun fruit, et à 7 heures du soir on ne percevait déjà plus les battemens de la radiale, ni, plus tard, ceux du cœur. Pour diminuer les nausées, on administra la potion ci-dessus indiquée, avec cinq grains de carbonate d'ammoniaque. Le malade ne l'avala qu'avec peine. Les vomissemens cessèrent complétement bientôt après, de sorte qu'il put retenir les deux pilules mentionnées ci-dessus, qui se donnèrent avec la potion. Alors, on continua les frictions et l'usage de la potion chaque demi-heure. On appliqua aussi des sinapismes. A dix heures du soir, trois heures après le commencement du collapsus, le pouls était encore imperceptible, de manière qu'on continua la potion chaque heure, pendant trois fois, en même temps que les frictions. Par ces moyens,

la réaction commença; à six heures et demie du
matin , le pouls battait quatre-vingt-dix pulsations par minute , et la chaleur de la superficie
du corps était naturelle. Le malade continua à
user de la potion chaque deux heures, mais sans
carbonate d'ammoniaque ; il prit aussi le calomel , à la dose d'un grain chaque heure , jusqu'à ce que les excrétions eussent pris le caractère bilieux. Le médecin traita la fièvre que le
malade avait alors, par les moyens généralement
connus , et en cinq jours le malade recouvra la
santé.

Le second cas fut celui d'un enfant de quatre
ans , qui, à minuit , fut attaqué de diarrhée et
de vomissemens semblables à de l'eau de riz, ce
qui continua pendant trois heures , au bout du-
quel temps , M. Radcliffe le vit et le trouva dans
l'état de collapsus, avec beaucoup de crampes.
A sept heures du matin , comme les nausées
continuaient et comme le pouls était tout-à-fait
imperceptible dans la radiale , on lui donna
une potion qui , outre le bi-carbonate de potasse , contenait deux grains de bi-carbonate
d'ammoniaque , ce qui fit cesser complète-
ment les vomissemens , et il put retenir les pou-
dres de calomel. On continua les frictions , et
on répéta l'usage de la potion indiquée, chaque
demi-heure , jusqu'à la treizième. On observa
alors la réaction avec plus de force qu'on ne

l'aurait désiré ; car le pouls s'éleva à cent vingt pulsations par minute , et la tête commença à se prendre. Enfin , traité par les moyens ordinaires , le malade entra en convalescence , le quatrième jour après l'invasion.

Autre cas. — Un cavalier, âgé de trente ans , d'une constitution faible et un peu nerveuse, fut attaqué du choléra dans un village où cette maladie régnait épidémiquement. Au commencement il sentit des nausées (à une heure du soir) accompagnées de plénitude et de distension de l'abdomen , ce qui fut promptement suivi d'une diarrhée de nature féculente. Cet état continua jusqu'à huit heures du soir , époque à laquelle la matière évacuée était blanchâtre et de couleur de riz. Bientôt après survinrent des vomissemens liquides du même caractère. Les évacuations, dans cet état, furent plus fréquentes et plus abondantes, et en même temps le malade éprouva de violentes douleurs de crampes.

Il est inutile de mentionner ici le traitement qui fut adopté. Il suffira de dire que les symptômes malins furent graduellement plus intenses, et que, quatre heures après le commencement de la seconde période , le malade se trouva dans un état de collapsus confirmé. Quand je fus appelé à le visiter, il y avait six heures qu'il était dans cet état: le pouls n'était perceptible dans aucune artère; tout le corps était bleuâtre; l'oppression et la sensation de chaleur dans la région épigastrique étaient extrêmes, et les vomissemens fréquens et abondans , comme les évacuations alvines. On administra au malade trente grains de bi-carbonate de potasse dans un état d'effervescence , au moyen d'une cuillerée de suc de citron. Cette prise fut répétée chaque dix minutes. Les vomissemens ayant cessé à la troisième prise, on administra l'acide carbonique une fois chaque heure seulement, en donnant dans l'intervalle vingt grains de sulfate de zinc dissous dans deux onces d'eau , et ajoutant trois gouttes d'acide sulfurique et un peu de sirop. On continua ces médicamens pendant l'espace de quatre heures , sans qu'ils produisissent d'autre effet que de diminuer les crampes et les évacuations. Au bout de ce temps on put percevoir le pouls au poignet, mais très-faible, petit et intermittent. Dans cet état on suspendit l'acide carbonique, pour n'administrer que le sulfate de zinc en prises de dix grains, aux mêmes intervalles que précédemment.

Par ce traitement , tous les symptômes graves et dangereux disparurent peu à peu ; le pouls commença à battre avec fréquence ; la lividité et la couleur bleue de la peau commencèrent à disparaître ; la température du corps prit de l'accroissement , et les évacuations alvines nonseulement furent moins fréquentes , mais elles furent aussi moins abondantes , et , en dernier lieu, il n'y avait aussi qu'une petite évacuation d'urine. Au bout de six heures, la réaction étant en apparence complète et ayant produit quelques légers vomissemens , on ne crut pas nécessaire de continuer plus long-temps l'emploi des médicamens.

Dans peu de jours le malade se trouva convalescent, et au bout de peu de temps , il recouvra sa santé première et toutes ses forces, au moyen du traitement que nous avons décrit ci-dessus.

APPENDICE.

Le bon esprit et la philanthropie de MM. les Docteurs en médecine Espagnols, m'ont fourni les moyens de prouver les effets salutaires du plan de traitement indiqué dans cet ouvrage. J'ai le plus grand plaisir à annoncer qu'il a eu , dans ce dernier pays, le même heureux succès et les mêmes bons résultats que j'avais déjà obtenus en Angleterre. On a dit , dans le cours de ce mémoire, qu'il suffisait d'écarter la cause avant qu'elle n'eût produit les effets qui constituent l'état de collapsus , pour empêcher la mort du malade ; ou , en d'autres termes , que l'administration de l'acide carbonique est tout ce qui est nécessaire dans la première et la seconde période de la maladie , et au commencement de la troisième, celle de collapsus. Cette règle, appuyée sur les faits que j'ai déjà recueillis, paraît aussi bien applicable aux habitans de ce pays qu'à ceux de climats plus tempérés, comme est celui de l'Angleterre. Mais cette règle, comme toutes les règles générales, a ses exceptions. Chez certains individus qui, par leur constitution naturelle ou par d'autres causes passagères ou permanentes, ont leur système nerveux dans un état de dépression, il sera nécessaire d'employer quelque stimulant dans une des premières périodes, comme dans le commencement du collapsus, sans attendre que ce dernier soit complet.

Je dois encore ajouter que j'ai rencontré divers cas de collapsus incomplet et même complet, dans lesquels la réaction a eu lieu, mais où le pouls est retombé de nouveau, et où, au bout d'un court espace de temps, tous les symptômes graves sont revenus. De tels cas, non-seulement indiquent la nécessité d'observer le malade pendant quelque temps après que la réaction a commencé, mais aussi ils démontrent que l'énergie du système nerveux, quoi qu'elle ne soit pas entièrement anéantie par l'action du poison qui s'était introduit dans le système, a été pendant trop long-temps abaissée, pour que les fonctions qui étaient restées incomplétement stationnaires pendant quelque temps ou totale-

ment suspendues, puissent retourner sans secours à leur état primitif.

Ce qui doit se faire dans de pareils cas, est
clair et sensible. Recourir d'abord à quelque
excitant au commencement de l'attaque, et ensuite se servir des mêmes moyens pour réveiller
l'énergie vitale, alors que les fonctions vitales
paraissent devoir manquer ou déchoir de leur
état naturel.

NOTE.

Je dois observer que j'ai noté une différence
entre la diarrhée cholérique dans ce pays, et
celle d'Angleterre ; différence qui consiste en ce
que ici il est plus difficile de la suspendre par
l'administration de l'acide carbonique seul. Cela
peut être attribué à la grande tendance au cours
de ventre qui existe chez les habitans de l'Espagne ; et celui-ci s'étant plusieurs fois reproduit
par des causes distinctes du poison cholérique,
exige l'application d'autres remèdes que ceux
qui sont nécessaires pour neutraliser ledit poison.
Je recommanderai donc que, au lieu de l'acide
carbonique, on administre dans ces cas le charbon pur ; ou bien, qu'après qu'on aura donné
quatre ou cinq fois l'acide carbonique, on administre le carbonate de chaux de la manière que
j'ai déjà indiquée.

Il faut encore observer ici que j'ai vu, dans diverses occasions, aller chercher du bi-carbonate de soude, et que le pharmacien a donné, à sa place, le simple carbonate ou sous-carbonate. J'en avertis, afin que, par de semblables équivoques, on ne trompe pas les espérances du médecin qui se sert de ce remède. Il est facile de distinguer le carbonate du bi-carbonate, par la plus grande effervescence que produit ce dernier. Quand on ne trouve pas de bi-carbonate, on devra se servir d'une poignée de charbon pur, récemment préparé, en l'administrant seul ou combiné avec le carbonate.

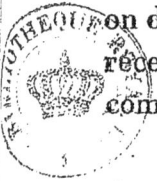

FIN.

TABLE

DES CHAPITRES.

———

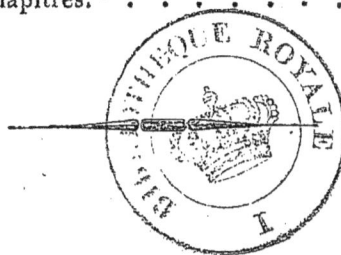

www.ingramcontent.com/pod-product-compliance
Lightning Source LLC
Chambersburg PA
CBHW050623210326
41521CB00008B/1363